DU TRAITEMENT

DE

LA SYPHILIS

PAR LES INJECTIONS HYPODERMIQUES

DE SUBLIMÉ CORROSIF

PAR

ADRIEN FLEURY

DOCTEUR EN MÉDECINE

MONTPELLIER

JEAN MARTEL AÎNÉ, IMPRIMEUR DE LA FACULTÉ DE MÉDECINE

rue de la Blanquerie 5, près de la Préfecture

1882

DU TRAITEMENT

DE

LA SYPHILIS

PAR LES INJECTIONS HYPODERMIQUES

DE SUBLIMÉ CORROSIF

PAR

ADRIEN FLEURY

DOCTEUR EN MÉDECINE

MONTPELLIER

JEAN MARTEL AÎNÉ, IMPRIMEUR DE LA FACULTÉ DE MÉDECINE

rue de la Blanquerie 3, près de la Préfecture

1882

AVANT-PROPOS.

D'abord engagé dans des recherches et des expériences relatives au traitement de la blennorrhagie par des injections de sublimé corrosif, j'ai dû renoncer à ce travail à cause de l'insuccès, momentané j'espère, de ce traitement. C'est alors que M. Gayraud, professeur à la chaire annexe des maladies syphilitiques et cutanées, m'a inspiré l'idée du sujet que je vais traiter et que j'ai l'honneur de présenter à mes juges: qu'il reçoive ici le témoignage de ma vive reconnaissance.

Les conditions spéciales dans lesquelles je me trouve m'ont empêché de donner à ce travail tout le développement qu'il comporte. J'espère pourtant qu'il sera agréé par mes Maîtres : M. Grasset, professeur de thérapeutique, dont la bienveillance à mon égard m'a toujours confondu, a bien voulu me faire part d'une très-belle observation.

Je l'en remercie profondément.

Je dois encore à M. le docteur Guibal deux observations de la plus haute importance, tirées de sa clientèle. M. le docteur Hortolès a bien voulu obtenir pour moi des renseignements de M. Aubert, professeur à Lyon; qu'ils reçoivent tous les deux l'expression de mes plus sincères remerciements.

J'étudie dans les trois premiers chapitres l'histoire du mercure au point de vue du traitement antisyphilitique.

Dans le premier, c'est l'étude de la méthode endermique et du traitement par la voie stomacale; le second embrasse l'étude des injections hypodermiques, depuis Hunter jusqu'à Bamberger; dans le troisième enfin, j'examine la question des albuminates et des peptonates.

J'ai pensé qu'un chapitre sur le Manuel opératoire des injections hypodermiques serait utile; c'est dans le chapitre IV que je donne les règles de cette pratique.

Je publie ensuite les Observations dans le chapitre V, et enfin, dans le chapitre VI, j'étudie rapidement les observations, et après avoir posé les indications et les contre-indications, j'arrive à mes Conclusions.

DU TRAITEMENT

DE LA SYPHILIS

PAR LES INJECTIONS HYPODERMIQUES

DE SUBLIMÉ CORROSIF.

HISTORIQUE

CHAPITRE Ier.

De la méthode endermique.

« La syphilis est une maladie générale spécifique. Ses » symptômes se succèdent dans un ordre déterminé, et pré- » sentent tous un ensemble de caractères facilement recon- » naissables (1) ». C'est une « maladie envahissante et très-dangereuse pour l'espèce », qui « se distingue à un très-haut degré par sa gravité, sa longue évolution et ses récidives fréquentes (2). » On s'explique très-bien, d'après la définition

(1) Jullien, Traité pratique des maladies vénériennes; Paris, 1879, p. 456.

(2) Rollet, Traité des maladies vénériennes; Paris, MDCCCLXV.

de Rollet, que dans tous les temps les médecins praticiens aient recherché les meilleurs moyens de combattre, d'atténuer, de retarder les accidents auxquels cette maladie donne lieu, ou de les guérir définitivement. Or, depuis Marcellus Cumanus (1495), Fallope, Vigo et Bérenger de Carpi (vers 1524), c'est le mercure qui est reconnu par la très-grande majorité des médecins comme le plus héroïque remède de la syphilis. Le désaccord, s'il en existe, réside seulement dans le meilleur moyen d'administrer ce médicament, qui, tout le monde le sait, peut donner lieu à des accidents graves, tels que : salivation, gingivite, glossite, embarras gastriques violents, coliques, diarrhée, tremblement mercuriel, hémorrhagies, etc.

Au début, on faisait des frictions avec des pommades mercurielles. Chacun avait un point particulier du corps en prédilection : pour Pihorel, c'était le dessous des pieds, la paume des mains, la face interne des membres supérieurs et inférieurs. Les autres, comme Peyrile, se bornaient à la muqueuse du prépuce et du gland, et Scatigna, au creux de l'aisselle. Clare frictionnait la muqueuse buccale, les gencives, la face interne des lèvres avec une pommade dans laquelle entraient le bichlorure de mercure et le chlorhydrate d'ammoniaque. Breschet se servait du calomel, qu'il faisait placer sur le bout de la langue qui allait ainsi frictionner la voûte palatine.

Récemment l'école allemande, représentée surtout par Barensprung, Zeissl et Sigmund, préconisait d'une manière exclusive la méthode des frictions.

De nos jours encore, M. Fournier emploie beaucoup dans le traitement de la syphilis les frictions mercurielles.

Jullien trouve que cette méthode est énergique, rapide et sûre; mais elle expose à des accidents (sueurs abondantes, congestions viscérales, diarrhées, hémorrhagies, etc.), qui peuvent obliger à la suspendre. Nous devons ajouter que la durée du traitement favorisait une extrême débilitation des malades, etque l'enveloppement de ces derniers dans des draps imprégnés de pommades mercurielles, en dehors de ce qu'il avait de répugnant, donnait quelquefois lieu à des éruptions cutanées abondantes. M. Gayraud dit avoir vu, il y aura bientôt vingt-cinq ans, un de ses condisciples chez lequel une seule friction, faite au pli de l'aine et à la région hypogastrique pour chasser des parasites, avait provoqué une éruption hydrargyrique généralisée et une salivation très-abondante (1).

Gubler, dans ses *Commentaires de thérapeutique*, rapporte un cas de glossite parenchymateuse à la suite d'une seule friction mercurielle.

«C'est là, ajoute M. Gayraud, une idiosyncrasie dont il faut tenir compte dans la pratique, car elle est une contre-indication formelle de la méthode des frictions.»

Pour en finir avec ce procédé, nous dirons qu'avec lui la salivation mercurielle est inévitable. Aussi faut-il que les malades chez lesquels on l'emploie se gargarisent souvent dans la journée, pour se soustraire, s'il est possible, à cet inconvénient, ou tout au moins pour en atténuer les manifestations.

La méthode cutanée comprend encore les lotions et les bains. Les lotions étaient autrefois très-employées. On les faisait sur toutes les parties du corps, au moyen d'une solution de 60 grammes de sublimé corrosif dans 5 ou 6 litres d'eau. On y a renoncé depuis longtemps, à cause de la difficulté de doser le remède, dont les effets étaient aussi parfois désastreux.

L'usage des bains tenant en dissolution le bichlorure d'hydrargyre fut conseillé pour la première fois en 1770 par Baumé. Mais les bains ont l'inconvénient d'irriter assez vive-

(1) Gazette hebdomadaire des sciences médicales de Montpellier, 1er Janvier 1881, p. 1.

ment la peau. Cependant, au Dépôt de police de Montpellier, (d'après un journal de chirurgie de 1845), M. le docteur Fabrège a traité et guéri un bon nombre de syphilitiques, sans salivation, ni fièvre mercurielle. Il ne fallait pas moins de 32 bains dans les cas les plus graves, et il arrivait jusqu'à la dose d'une demi-once par bain (1).

On les emploie quelquefois seulement, comme moyen topique, contre certaines syphilides rebelles. M. Gayraud dit en avoir obtenu, dans certains cas, des effets très-avantageux. Cependant les bains, comme les lotions, sont délaissés de nos jours comme méthode de traitement général de la syphilis.

Un autre mode d'administration du mercure, c'est l'absorption par la muqueuse pulmonaire.

Les fumigations sont presque aussi anciennes que les frictions mercurielles, car, en 1502, Jacques Catanée, de Lacu-Marcino, *egregius medicinæ doctor*, les recommande, et dit qu'il leur a vu produire des effets merveilleux.

Mais leur administration était des plus pénibles, et les accidents auxquels elles donnaient lieu étaient d'une intensité et d'une gravité telles, ainsi que le prouve l'histoire du chevalier Ulric de Hutten (1519) (2), qu'elles furent abandonnées à la satisfaction générale.

C'est alors que prit naissance l'école antimercurialiste, dont le principal représentant, de nos jours, est M. Armand Desprez; nous n'insisterons pas sur ce sujet.

Ce n'est qu'en 1535 qu'on songea à administrer le mercure à l'intérieur contre la vérole. Jean de Vigo avait déjà donné le précipité rouge à l'intérieur en 1518, mais seulement dans

(1) Mérat et De Lens, Dictionnaire universel de matière médicale et de thérapeutique générale, tome VII, p. 481.

(2) Jullien, Traité des maladies vénériennes; 1879, p. 1043.

la colique et dans la peste. Matthiole (1835) est, suivant Astruc, le premier qui ait employé cette poudre à l'intérieur contre le mal de Naples. C'est en pilules qu'il la faisait prendre. C'est alors que Paracelse, dans son laboratoire d'alchimie, fabriqua un grand nombre de remèdes à base de mercure, et donna ainsi à la médication mercurielle une puissante impulsion.

Depuis ce moment les préparations mercurielles se sont multipliées.

Le mercure métallique est donné en pilules par Belloste et Plenk; il sert aussi de base aux tablettes de Lagneau. Ces préparations ont eu leurs jours de vogue.

Dans les pilules de Sédillot, de Biett, de Martin Solon, c'est encore le mercure métallique qui est la base, mais incorporé à l'axonge.

Les pilules de Belloste et de Sédillot s'administrent à la dose de 2 à 6 par jour; elles sont généralement bien supportées, mais provoquent facilement la salivation.

On a alors eu l'idée de recourir aux composés mercuriels. Le calomel, ou protochlorure de mercure, a été mis en usage, et l'on a les pilules mineures d'Hoffmann, les pilules de Plummer, d'Obrien, de Rust, les pilules suédoises, etc. Le calomel à son tour a été unanimement abandonné, parce qu'il produisait encore plus rapidement la salivation.

Le cyanure et le sulfure, les acétate, phosphate et nitrate de mercure ont subi le même sort. Ces diverses préparations sont aujourd'hui rejetées de la thérapeutique de la syphilis.

Deux composés de mercure ont survécu à tous les autres et jouissent aujourd'hui encore d'une faveur méritée: ce sont le sublimé corrosif ou deutochlorure de mercure et le protoiodure.

Le sublimé, préconisé par Sanchez et par Boerhaave, a

servi à Van-Swieten, élève de ce dernier, à composer la fameuse liqueur dont voici la dernière formule :

Bichlorure de mercure.............	1 gramme.
Eau pure........................	900 —
Alcool rectifié....	100 —

Cette liqueur contient un millième de son poids de sublimé. On la donne à la dose de deux cuillerées à café, et même de deux cuillerées à bouche par jour.

C'est sans contredit une excellente préparation et qui rend tous les jours d'importants services ; mais elle est très-difficilement tolérée, parce que le sublimé, administré de la sorte, irrite très-vite les voies digestives. Il détermine des douleurs de l'estomac et des troubles intestinaux qui obligent à y renoncer de bonne heure, bien qu'on associe la liqueur à du lait ou à des tisanes.

On a alors recours aux pilules de Dupuytren, qui ont aussi pour base le sublimé. En voici la formule :

Sublimé......................	40 centigr.
Extrait gommeux d'opium.......	80 —
Extrait de gaïac...............	1 gr. 6 —

F. s. a. 40 pilules. A prendre 1 à 4 par jour. Chacune d'elles contient 1 centigramme de sublimé.

L'extrait gommeux d'opium sert à les faire tolérer par l'estomac.

Le protoiodure de mercure, introduit dans la thérapeutique par Biett, fait la base des pilules de Ricord, que certains auteurs considèrent comme la meilleure de toutes les préparations.

Protoiodure de mercure.......	ââ 3 grammes.
Thridace.....................	ââ 3 grammes.
Extrait thébaïque................	1 —
Conserve de roses...............	6 —

F. s. a. 60 pilules, 1 à 4 par jour.

On commence habituellement par une pilule chaque jour, et on en augmente progressivement le nombre, ou la dose du principe actif.

Enfin, le biiodure de mercure est beaucoup plus actif que les autres composés mercuriels, mais il est moins facile à supporter. Uni à l'iodure de potassium, il est administré, soit en pilules, soit en solution. Puche l'emploie en pilules. Gibert et Boutigny l'administrent plus volontiers sous forme de sirop. Ce dernier est ainsi composé :

Biiodure de mercure............	1	gramme.
Iodure de potassium............	50	—
Eau........................	50	—

F. dissoudre ; ajoutez :

Sirop de sucre froid à 30° B......	2400	—

25 grammes de ce sirop représentent 1 centigramme de biiodure de mercure et 5 décigrammes d'iodure de potassium.

Telles sont les différentes préparations mercurielles que l'on administre contre la syphilis par la voie stomacale. Elles ont toutes une grande valeur, mais à côté d'inconvénients sérieux. Il est difficile de continuer trop longtemps les mêmes préparations sans qu'elles fatiguent l'appareil digestif, ou sans qu'elles cessent d'agir d'une manière favorable. Aussi faut-il le plus souvent avoir recours à des préparations différentes ; mais cette méthode ne fait pas toujours cesser les accidents.

Le problème est donc toujours à résoudre : guérir la syphilis par le mercure, reconnu comme le meilleur remède, mais en évitant les accidents auxquels il donne naissance. Le champ des recherches est libre. Les travailleurs se mettent à l'œuvre, et une nouvelle méthode, la méthode hypodermique, dont nous allons parler dans le chapitre suivant, est donnée à la science.

CHAPITRE II.

De la méthode hypodermique.

La méthode hypodermique a été introduite dans la thérapeutique générale par Wood; c'est Béhier qui la vulgarisa en France.

Mais ce furent Ch. Hunter et Berkeley-Hill, en Angleterre, qui, les premiers, appliquèrent la voie sous-cutanée au traitement de la syphilis. Leurs premières recherches remontent à l'année 1856, elles furent publiées dans *the Lancet.* C'est le sublimé corrosif qui faisait la base des injections hypodermiques.

Quatre années plus tard, Hebra, à Vienne, et Scarenzio (1864) en Italie, continuaient l'expérimentation, mais sous une autre forme. Hunter et Berkeley-Hill s'étaient servis d'une solution de bichlorure de mercure. Ce dernier avait traité onze cas, et signalé quelques accidents au niveau de la piqûre (eschare, induration douloureuse, quelquefois même phlegmon localisé). Aussi Scarenzio, redoutant ces accidents et dans le but d'éviter l'action irritante et corrosive du bichlorure de mercure, se servit du calomel à la vapeur; mais comme celui-ci est insoluble, il l'associa à l'eau ou à la glycérine, de façon à pouvoir l'injecter. Chaque seringue contenait 20 à 30 centigrammes de calomel suspendu dans 1 gramme $^1/_2$ de glycérine. Ce procédé fut très-favorablement accueilli; et Ambrosoli, Monteforte, Riccordi, Van Mons, le mirent en pratique; mais ils furent bientôt obligés de l'abandonner à cause des phénomènes locaux inflammatoires qu'ils observèrent.

En 1865, à Berlin, le docteur Lewin commença à appliquer cette méthode dont il se sert encore aujourd'hui. C'est en 1867 qu'il publia les résultats de son expérimentation.

« Sur 700 syphilitiques, 107 furent soumis aux injections de sublimé dissous dans l'eau distillée. Le nombre des injections faites sur chaque malade fut de seize en moyenne, et la quantité de sublimé administré de 15 centigrammes ; quinze à vingt jours suffirent pour amener la guérison, sans accidents locaux graves. Ainsi, les abcès ne se produisirent que dans la proportion de deux à trois pour cent ; la salivation fut beaucoup moins fréquente qu'avec tous les autres procédés ; le seul inconvénient de l'injection était une vive douleur au niveau de la piqûre. D'après Lewin, le nombre des récidives s'abaissa considérablement ; de 81 0/0, chiffre habituel chez les syphilitiques traités par les autres méthodes, il tomba à 22 0/0 (1). »

Nous ne nous attarderons pas à raconter les luttes qui se produisirent à propos de la nouvelle méthode. Tout travail considérable rencontre nécessairement une foule de détracteurs. Parmi ces derniers nous trouvons, dans la thèse de M. Hallopeau (2), le nom de Grünfeld. Nous en sommes fort surpris ; car M. Grünfeld a publié 50 observations recueillies dans le service de Sigmund, à Vienne, au sujet desquelles il affirme qu'aucune méthode ne peut être préférée comme précision, rapidité, sûreté ; tout en faisant observer, bien entendu, que la douleur locale est grande et les accidents fréquents (3).

La France ne pouvait pas rester en retard, et, en 1867, M. Hardy, professeur à l'hôpital Saint-Louis, expérimenta à son tour, mais sans résultats avantageux. Liégeois, qui avait vu Lewin au congrès médical international de la même année, s'empara de la méthode et commença ses premiers essais à l'hôpital de Lourcine et du Midi. Ses expériences, faites avec

(1) Hallopeau, thèse de Paris, 1878, p. 218.
(2) Page 219.
(3) Larrieu, thèse de Montpellier, 1873.

un esprit rigoureusement scientifique, eurent un grand retentissement. Voici la formule dont il se servait :

Eau distillée. . . .	90 grammes.
Sublimé	0,20 cent.
Chlorhydrate de morphine	0,10 —

Il faisait tous les deux jours une injection de 0,002 milligrammes.

Il a publié, dans les *Annales de dermatologie et de syphiligraphie* (1), 218 observations personnelles de syphilis secondaire. 127 malades furent guéris après 68,5 injections en moyenne, et ne présentèrent que 9,45 0/0 de récidives. 69 sortirent améliorés après 50 injections : ceux-ci ne donnèrent que 20,3 0/0 de récidives. Il avait songé à employer le chlorhydrate de morphine pour diminuer la douleur locale. Il publia en outre 11 observations d'accident primitif, parmi lesquelles 5 ne présentèrent pas d'accidents secondaires, et les 6 autres eurent des manifestations secondaires très-bénignes. Et enfin, 4 malades de syphilis tertiaire, qui avaient résisté aux autres médications, virent leurs accidents s'amender après 30 ou 40 injections.

Les expériences de Liégeois, que la science a eu le malheur de perdre depuis, démontrèrent, en dernière analyse, les immenses avantages suivants. Les injections de sublimé à très-faibles doses sont inoffensives, et amènent rarement la salivation ; elles modifient très-rapidement l'état local, surtout des plaques muqueuses, et amènent en même temps une amélioration sensible de l'état général. Liégeois s'attacha à montrer qu'en effet l'appétit était vif, que le tube digestif conservait son fonctionnement normal, et que chez presque tous ses malades les pesées accusaient une augmentation de l'embonpoint.

(1) 1869-70, tome II, p. 1.

Pour lui, en effet, le mercure est un agent puissant de rénovation moléculaire, facilitant l'apport et le départ des matériaux de nutrition et de dénutrition (1). Mais à côté de ces beaux avantages sur les autres méthodes, il faut aussi signaler les inconvénients sérieux que l'on attribue à l'action irritante locale du sublimé corrosif. A la suite de l'injection, la peau reste soulevée et cette distension détermine une douleur assez vive d'ordinaire. Puis il peut se produire des abcès, des nodosités douloureuses plus ou moins persistantes, des irradiations douloureuses dans les membres, suivant le point où l'on a injecté, des eschares, des phlegmons, une gangrène partielle. Comme on le voit, les inconvénients sont assez graves ; mais en se conformant aux précautions de la plupart des auteurs et à celles que nous recommandons dans notre chapitre du Manuel opératoire, la plupart de ces accidents doivent être évités.

Après les travaux de Liégeois, la méthode des injections hypodermiques dans le traitement de la syphilis est acquise à la science et les praticiens ne s'occupèrent plus que de trouver une formule capable de ne pas provoquer les accidents que nous avons signalés plus haut.

Nous avons déjà dit que Liégeois avait ajouté du chlorhydrate de morphine à sa solution de sublimé pour diminuer la douleur locale. M. Aimé Martin, médecin actuel de Saint-Lazare, se proposa d'arriver au même but en choisissant un sel moins irritant. Il présenta à la Société de médecine, en août 1868, la formule suivante, qui lui avait donné de bons résultats dans le traitement d'un certain nombre de syphilis :

Biiodure de mercure et de potassium..	0,40	centigr.
Chlorhydrate de morphine..........	5	—
Eau distillée......................	10, »»	grammes.

(1) Hallopeau.

M. Bricheteau en proposa une autre :

Iodure double de mercure et de sodium..	1 gr. 50
Eau distillée........................	100 grammes.

Ces solutions furent abandonnées.

L'école lyonnaise, à son tour, se mit à l'œuvre, et M. Dron, chirurgien en chef de l'Antiquaille à ce moment, fit usage de la préparation suivante :

Eau distillée......................	90,00 grammes.
Sublimé.........................	20 centigram.
Chlorhydrate de morphine.........	10 —

Il injectait un peu plus de 2 milligrammes par jour, et sur 39 malades il eut les résultats suivants :

Guérisons......................	14
Améliorations..................	8
Insuccès.......................	7

Les 10 autres se refusèrent absolument à ce mode de traitement, à cause de la douleur vive ressentie au niveau de chaque piqûre (1).

Nous arrivons alors à Staub, qui en 1870, à Strasbourg, dans le service de M. Schützenberger, fit des expériences avec une nouvelle formule renfermant des chlorures alcalins et de l'albumine. Voici cette solution :

Bichlorure de mercure..............	1 gr.	25
Chlorure ammonique...............	1	25
Chlorure sodique..................	4	15
Eau distillée......................	125 grammes.	
Blanc d'œuf................ N° 1...		

Eau distillée... q. s. pour faire 125 gram. de solution.

(1) Magnanon, thèse de Lyon, 1880, p. 10.

L'auteur affirme que cette solution ne coagule pas l'albumine des tissus, parce que les chlorures alcalins la maintiennent en état de solubilité; que, de plus, elle est moins douloureuse et s'absorbe avec plus de facilité. Il dit avoir eu un grand nombre de guérisons sans accidents locaux dignes d'être mentionnés. Cependant cette solution est aujourd'hui rarement employée en France.

M. Le Moaligou et M. Sée lui préfèrent la solution de sublimé dans la glycérine.

Voici la formule de M. Le Moaligou :

Sublimé........................	0,20	centigr.
Eau distillée.....................	70	grammes.
Glycérine......................	30	—

Cette solution est préférable à celle de M. Staub. En effet, MM. Marc, Sée et Menu ont constaté que la liqueur albumineuse de sublimé provoquait beaucoup plus facilement que la précédente la formation d'eschares et d'abcès.

Plus tard, en 1875, Cullingworth et Sigmund ont tous les deux proposé de substituer le bicyanure au sublimé.

Ils se servaient de la préparation suivante :

Bicyanure de mercure............	0,72	centigr.
Glycérine pure..................	16	grammes.
Eau distillée...................	120	—

Le bicyanure est préféré ici parce qu'il est moins irritant que les autres préparations hydrargyriques. Chaque matin ou plus souvent, selon les cas, Cullingworth injectait en moyenne dix gouttes de la solution précitée (1).

En 1876 le professeur Bamberger, après avoir essayé toutes sortes de combinaisons, prépara une solution d'albuminate de mercure que Bärensprung avait déjà employée à l'intérieur.

(1) Revue de Hayem, 1875, p. 205

Voici ce mode de préparation, qui est indiqué dans le *Wiener Med. Wochenschrift*, année 1876. Un centimètre cube de la solution à injecter doit renfermer 1 centigramme de sublimé. On prendra dès-lors 200 centimètres cubes d'albumine très-pure. On mêlera avec 300 centimètres cubes d'eau distillée.

On filtrera sur de la gaze et du papier, et on ajoutera la quantité suffisante de sublimé. Il faut que la solution soit légèrement opaline. L'auteur s'en est souvent servi et en a obtenu de très-bons résultats. La préparation, d'après lui, ne produit pas de réaction locale, à condition qu'elle soit toujours claire. Il faut par conséquent la filtrer souvent. Du reste, il avoue qu'elle s'altère très-facilement, ce qui en rend l'emploi assez difficile.

Enfin, vers les derniers jours de l'année 1878, M. le professeur Bamberger, continuant ses recherches scientifiques, substitua à l'albuminate de mercure le sublimé-peptone.

CHAPITRE III.

Du peptonate et de l'albuminate de mercure.

Partant de cette idée, bien justifiée par les expériences antérieures, que le sublimé est la meilleure préparation mercurielle et qu'avant de passer dans la circulation il doit subir d'importantes modifications, c'est-à-dire former des albuminates, avec les matières albuminoïdes des tissus, Bamberger eut la pensée de faire, au préalable, des albuminates et de les injecter en même temps que le composé mercurique sous la peau.

La formation d'albuminates aux dépens des tissus était la cause des grandes douleurs, des indurations persistantes et des nodosités consécutives à l'injection.

Par conséquent, en faisant pénétrer l'albuminate de mercure sous la peau, on évitait à l'organisme toute espèce de travail.

Cependant l'observation n'ayant pas été complètement d'accord avec la théorie, le savant professeur, infatigable comme tous les chercheurs de mérite, imagina d'éviter à l'organisme un autre travail non moins important : la digestion des albuminates, et arriva ainsi à la préparation de la peptone mercurique. Les peptones sont des solutions de viande ou d'autres aliments albuminoïdes dissous et modifiés par la pepsine et la pancréatine. Or, la dissolution des aliments par la pepsine constitue l'acte principal de la digestion. Il devient dès lors évident que le sublimé-peptone, qui est un albuminate digéré, acquiert de la sorte la qualité essentielle d'être très-facilement absorbé.

Nous sommes naturellement amené à parler de la préparation de la peptone, et notre iravail à cet égard ayant été complètement délaissé, on nous pardonnera de citer tout au long le mode de préparation de M. Catillon :

« Un kilogramme de viande de bœuf, débarrassée des parties grasses et tendineuses et finement hachée, est mise à digérer, à la température de 45 degrés, pendant douze heures, avec 5 litres d'eau acidifiée par 20 grammes (1) d'acide chlorhydrique pur à 22 degrés Baumé, densité 1,18, et de la pepsine en léger excès. La proportion de pepsine ne peut être déterminée que par son titre d'activité. Il faudra, par exemple, 35 grammes de pepsine du Codex, qui digère 30 à 40 fois son poids de fibrine (2) ou 6 grammes de pepsine au titre de 200.

(1) 4 grammes par litre.

(2) Je parle de la pepsine extractive, en pâte, et non de la pepsine mylacée, qui digère seulement 6 fois.

» On agite le mélange de temps en temps et l'on maintient la température constante. Au dessous de 40 degrés, la digestion se ralentit; si l'on dépasse sensiblement 50 degrés, on court le risque de détruire la pepsine, ce qui arrive infailliblement vers 70 degrés. Le mélange, d'abord à l'état de bouillie, se fluidifie peu à peu, et, après un temps qui varie de deux à six heures et plus, selon l'activité de la pepsine, devient transparent. Il contient alors un mélange de peptones et de syntonine ; il se coagule par la chaleur et par l'acide nitrique.

» Après douze heures de digestion, on passe pour séparer les parties insolubles, et l'on filtre. La filtration rapide est un indice que la transformation est assez complète.

» Le liquide filtré ne doit pas se troubler par l'ébullition.

» Traité par l'acide nitrique, il ne doit donner lieu à aucun nuage.

» On sature ce liquide par le bicarbonate de soude et on l'évapore au bain-marie. Lorsque la concentration est assez avancée, il se forme une pellicule à la surface; la solution est arrivée à l'état de saturation.

» Il est préférable pour l'emploi thérapeutique de conserver la peptone à cet état de solution sirupeuse. Si l'on pousse l'évaporation jusqu'à siccité, l'administration en est moins facile, puisqu'il faut redissoudre. J'ai été confirmé dans cette manière de voir par la pratique adoptée à l'étranger où les peptones sont très-répandues.

» La solution saturée de peptones doit marquer 19 degrés à froid à l'aréomètre de Baumé (densité : 1,15); elle contient sensiblement la moitié de son poids de peptones solides; préparée avec la viande, elle a une couleur jaune foncé, une odeur légère qui ne doit avoir rien de désagréable, une saveur acidulée rappelant le bouillon concentré et n'offrant rien de répugnant. La viande en fournit en moyenne un tiers de son poids.

» Si l'opération est mal faite, la couleur, au lieu d'être jaune est brune, le liquide perd sa transparence, l'odeur s'accentue et la saveur devient désagréable. (1) »

C'est à une peptone ainsi préparée que Bamberger associa le bichlorure de mercure. Voici en quoi consiste la solution dont il s'est servi et qui lui a donné de très-bons résultats. D'une part, il fait dissoudre 1 gramme de peptone desséchée dans 50 grammes d'eau distillée, et filtre la solution. A celle-ci il ajoute alors 20 centimètres cubes d'une solution de sublimé à 5 pour cent. Cette dernière provoque à l'instant un précipité épais, floconneux, qui est le peptonate de mercure. On redissout, comme dans la solution de Staub, dans un excès de solution de chlorure de sodium au 30°. Quand le précipité a disparu, on complète avec de l'eau distillée pour faire 100 centimètres cubes, et 1 gramme de cette solution contient alors 1 centigramme de peptonate de mercure.

On ajoute le chlorure de sodium, parce que ce sel dissout les exsudats albuminoïdes qui peuvent se former dans le tissu cellulaire sous-cutané après l'injection, et favorise ainsi l'absorption du liquide.

Cette solution se conserve claire durant un mois; elle n'est précipitée ni par la chaleur, ni par les acides, ni par les alcalis.

Telle est la préparation dont on se sert habituellement quand on veut faire des injections sous-cutanées de mercure. C'est elle qui a servi dans huit des observations que nous allons citer.

M. Terrillon a publié, dans le *Bulletin général de thérapeutique* (2), un certain nombre d'observations pour lesquelles

(1) Bouchardat, Annuaire de thérapeutique, de matière médicale, de pharmacie et d'hygiène, 1881, p. 205.

(2) 1880, p. 148, 213, 259.

il a fait 487 injections avec le peptonate de mercure sans jamais observer d'accidents. Il a vu seulement se développer au lieu de la piqûre une nodosité plus ou moins persistante.

M. Martineau, dans son service de Lourcine, vient d'employer ce mode de traitement sur une grande échelle.

La solution qu'il a employée a été préparée par M. Delpech, pharmacien à Paris, ainsi qu'il suit :

Bichlorure de mercure............	10	grammes.
Peptone sèche (de Catillon)........	15	—
Chlorure d'ammonium pur.........	15	—

Un gramme de cette peptone mercurique représente 25 centigrammes de sublimé. Ce nouveau produit est employé en injections dans les proportions suivantes :

Solutions pour injections hypodermiques.

1° Peptone mercurique ammonique	0,40	centigram.
Eau distillée................	30	grammes.

Cette solution représente 4 milligrammes de sublimé par injection d'une seringue renfermant 1 gramme 20 centigrammes.

Elle se conserve quelques jours.

En voici une plus stable :

2° Peptone mercurique ammonique.	0,40	centigram.
Eau distillée................	25	grammes.
Glycérine neutre..............	6	—

Même dosage.

Enfin, la préparation suivante peut être considérée comme tout-à-fait stable.

3° Peptone mercurique ammonique.	0,40	centigram.
Glycérine neutre.............	36	grammes.

Même dosage : soit 4 milligrammes par seringue de 1 gramme 20 centigrammes.

M. le docteur Martineau a traité par ces différentes formules, depuis le mois d'août dernier, 172 malades. Commençant d'abord par injecter tous les trois jours une demi-seringue, soit 2 milligrammes, il est arrivé à injecter 3, 4 et 5 milligrammes chaque jour et même jusqu'à 10 milligrammes par jour. Les malades n'accusent aucune douleur ; il n'y a ni réaction locale, ni accident d'hydrargyrie (1).

M. le professeur Aubert, de Lyon, vient de faire préparer tout récemment un peptonate que nous ne pouvons laisser dans l'ombre, bien que les expériences ne soient pas terminées. M. Aubert nous pardonnera de le révéler : la science ne peut pas attendre.

Voici le texte de la lettre du professeur de l'Antiquaille :

« J'essaye actuellement comparativement un peptonate mercurique que j'ai fait préparer à l'Antiquaille en donnant les indications suivantes ; ce peptonate me paraît efficace et bien supporté, mais son emploi est trop récent pour que je puisse vous donner encore rien de précis à son égard.

» Voici comment j'ai indiqué la préparation à faire, en me guidant sur le petit livre récemment traduit de William Roberts (-1881) sur les ferments digestifs.

» Profitant d'un jour où l'on tuait les porcs de l'Antiquaille, j'ai fait piler la moitié à peine d'un pancréas avec

Eau........................	400	grammes.
Chloroforme.....................	5	— .

Après filtration, j'ai fait mettre dans le liquide 5 grammes et demi de bichlorure de mercure ; le tout a été tenu plusieurs heures au bain-marie à la température de 30 à 40 degrés, en agitant de temps en temps. On a ajouté alors par gouttes une solution concentrée de chlorhydrate d'ammoniaque, pour

(1) Journal de médecine et de chirurgie pratiques, 1881, p. 552.

amener une solution parfaite : on a fait bouillir, on a filtré de nouveau et ajouté 100 grammes de glycérine.

» J'ai fait faire une préparation analogue avec de l'acide arsénieux et du carbonate de potasse, aux doses de la liqueur de Fowler, pour avoir une peptone arsénicale à employer dans les affections cutanées. Tout ceci est à l'essai en ce moment (1). »

Nous attendons avec impatience les résultats de ces expériences et leur souhaitons tout le succès désirable.

M. le docteur Octave Gourgues, ancien interne en médecine à l'hôpital Saint-Lazare, vient de publier dans le *Bulletin général de thérapeutique* (2) vingt-six observations, pour lesquelles il a fait environ 200 injections d'albuminate de mercure comparativement au peptonate de mercure. Ce n'est pas au point de vue de l'action générale qu'il a étudié le médicament, mais seulement au point de vue des accidents locaux qu'il peut produire.

M. Gourgues s'est servi de la formule suivante :

Bichlorure de mercure . . .	1	gram.
Eau distillée	20	—

Dissoudre le bichlorure dans l'eau distillée et ajouter un blanc d'œuf d'environ 20 grammes dilué dans l'eau distillée, 20 grammes ; agiter le précipité qui s'est formé et y ajouter une dissolution de

Chlorure de sodium (sel marin).	2	gram.
Eau distillée	60	—

Agiter le mélange et le filtrer. Peser la liqueur filtrée et y ajouter de l'eau distillée pour obtenir un poids total de 130 grammes de liqueur.

(1) Lettre de M. Aubert au docteur Hortolès de Montpellier, 2 février 1882.

(2) 30 janvier 1882.

Cette solution donne le titre de 1 centigramme d'albuminate de mercure pour 1 gr. 30 de liqueur. L'auteur ajoute que cette solution n'est pas absolument transparente ; elle est légèrement irisée. Mais elle se conserve mieux que ses congénères, en ce sens qu'il a pu en conserver pendant une semaine sans altération très-notable ; quelques flocons albumineux, c'est tout. Dans ce cas, on filtre à nouveau la liqueur, ce qui ne diminue en rien son titre.

M. Gourgues se félicite de l'emploi de cet albuminate de mercure, qui n'a donné lieu en aucun cas à aucun accident local, jamais à la salivation ; la douleur au niveau des piqûres est nulle, et les effets thérapeutiques sont remarquables et extrêmement rapides.

Ces résultats les plus récents sont évidemment magnifiques, aussi nous obligent-ils de présenter ensemble l'albuminate et le peptonate de mercure. Malheureusement, l'observation de syphilis cérébrale que nous devons à l'extrême obligeance de M. le professeur Grasset, n'a pas présenté les mêmes résultats au point de vue de l'hydrargyrisme, de la douleur et de l'induration locales. Voici ce que le docteur éprouvait : douleur assez vive, ressentie de 5 à 10 minutes environ, quelquefois un peu plus ; on sentait bien la causticité du liquide ; toujours induration locale. J'avais, ajoute-t-il, le dos tout bosselé ; j'ai même encore en ce moment certains noyaux d'induration très-marqués. — La dose n'était pourtant que de 5 milligrammes, au lieu de 1 centigramme qu'employait M. Gourgues. De plus, le malade de M. Grasset a eu de bonne heure la salivation mercurielle qui l'obligea à cesser ce mode de traitement. Heureusement pour lui, son état s'était amélioré, de telle sorte qu'il pouvait y renoncer sans inconvénient.

M. Gourgues est, de plus, heureux d'annoncer qu'il a pu conserver la solution précitée pendant une semaine, sans altération notable (mais pourtant avec altération). Or, on arrive à conserver à Montpellier pendant un mois la solution de Bamberger, sans aucune altération. Nous l'avons constaté; nous pouvons donc l'affirmer.

CHAPITRE IV.

Manuel opératoire des Injections hypodermiques.

Dans toutes les interventions chirurgicales, si modestes soient-elles, il est des qualités que l'opérateur doit posséder, et des conditions auxquelles il doit se soumettre : connaître la région dans laquelle il va opérer, avoir de bons instruments, agir avec célérité et un certain agrément ; ce que nous exprimerons avec notre éminent maître, M. le professeur Bouisson, agir *tuto, cito, jucunde.*

Mais certainement il faut avant tout obtenir l'assentiment du malade. Dans le cas particulier qui nous occupe, qu'on ait affaire à des accidents syphilitiques graves ou non, que le traitement antérieur n'ait pas réussi ou que, d'emblée, le médecin croie à l'opportunité des injections sous-cutanées, il faut faire valoir auprès du malade ce mode de traitement, le lui présenter comme une faveur, ainsi que le dit très-bien M. le professeur Aubert, de Lyon, dans sa lettre au docteur Hortolès ; et puis l'encourager par l'amélioration produite.

L'assentiment ainsi obtenu, de quel instrument se servira le praticien ? dans quelle région et comment devra-t-il opérer ?

Il n'y a aucun doute à avoir : une petite seringue de Pravaz, bien graduée, à canule très-longue en forme de trocart, se vissant très-exactement, est un instrument parfait. Mais de quelle matière se composeront les diverses pièces de ce petit appareil? C'est ce que nous allons essayer de trouver.

Il est bien peu de substances qui résistent longtemps à l'action corrosive du sublimé. Les métaux particulièrement sont les premiers atteints. Aussi doit-on les rejeter absolument.

M. le docteur Larrieu (1) recommande une seringue en caoutchouc vulcanisé ou en buis.

M. Hallopeau dit : «En raison des altérations par le sublimé du métal de la seringue ordinaire, il vaut mieux se servir d'un instrument en gomme ou en caoutchouc vulcanisé » (2).

M. Terrillon, à son tour, dit : « On doit se servir d'une simple seringue Pravaz bien construite, et dont les armures de caoutchouc vulcanisé ne puissent pas être attaquées par les sels de mercure. L'aiguille, très-fine, doit être en acier doré ou en platine, afin d'éviter également toute altération » (3).

Nous nous demandons comment l'or permettra d'éviter les altérations, alors que ce métal est, à coup sûr, le plus facilement altérable en présence des préparations mercurielles. Nous avons vu des seringues dont les aiguilles, ainsi construites, cassaient avec la plus grande facilité après quelques injections seulement. Il faut donc accepter les seringues, soit en caoutchouc vulcanisé, soit en gomme, soit en buis. Malheureusement, elles ne sont point entièrement composées de la même matière. C'est ainsi que, jusqu'à ce jour, les aiguilles sont en métal. Il faudrait trouver une autre substance assez rigide pour faire la piqûre, sans fléchir et casser, et qui soit réfractaire au mercure.

Dans quelle région doit opérer le médecin?

Les injections hypodermiques en général, et celles du sublimé

(1) Thèse de Montpellier, 1873.

(2) Du mercure; Paris, 1878, p. 226.

(3) Bouchardat, Annuaire de thérapeutique ; Paris, 1881, p. 251.

corrosif en particulier, doivent être faites dans une région aussi pauvre que possible en vaisseaux et en nerfs, aussi riche que possible en tissu cellulaire sous-cutané.

Il est facile, en effet, de se rendre compte des accidents redoutables, presque toujours mortels, qui résulteraient de la brusque rentrée d'un liquide irritant, toxique, corrosif dans la circulation artérielle et surtout veineuse, sans passer par l'élaboration que doivent lui faire subir les lymphatiques. De même pour les nerfs un peu volumineux, une piqûre peut déterminer une névrite, et la présence d'un coagulum à son entour, une compression très-fâcheuse. De plus, la présence de nerfs et de vaisseaux nombreux dans une partie du corps en élèvent la température et favorisent ainsi le travail inflammatoire. C'est pourquoi la région du dos, très-riche en tissu cellulaire, et au contraire pauvre en vaisseaux et en nerfs, dont la peau, assez mobile, peut facilement être soulevée, paraît être le lieu d'élection des injections hypodermiques. Un grand nombre de médecins ont pratiqué dans cette région; Cullingworth pratique d'ordinaire l'opération soit à la partie externe du bras, soit, mieux encore, dans l'espace compris entre l'épine dorsale et l'angle inférieur de l'omoplate (1).

M. Gayraud, d'après les observations de son service que nous publions, a fait jusqu'à ce jour les injections dans le dos et principalement à la région lombaire, en plein tissu cellulaire.

M. le docteur Guibal, de Montpellier, pratique de même et dans le tissu cellulaire, ainsi que le constatent ses observations. Tous les deux ont remarqué que chaque fois que l'injection était faite tout entière ou en partie dans le derme, il se produisait fatalement une eschare; et M. Guibal, en particulier, a observé, à propos de l'accident survenu à son malade pendant

(1) Revue de Hayem, 1875, 5, p. 205.

son absence, à la forme oblongue de l'eschare et à sa longue durée, que l'injection avait été faite en retirant petit à petit la canule de la seringue, et que le sublimé avait ainsi intéressé une grande surface du derme dans le sens du grand diamètre de l'eschare.

M. le docteur Octave Gourgues rapporte dans le *Bulletin général de thérapeutique* (1), avoir essayé des injections sur la cuisse et sur la peau de l'abdomen, même avec l'albuminate de mercure, dont il fait connaître les bons effets, et avoir eu, sinon un accident local grave, du moins une induration douloureuse persistante pendant 4 ou 5 jours.

Liégeois pratiquait ses injections dans le dos; il recommandait d'éviter les endroits découverts et ceux plus sujets à l'inflammation, comme les joues, la nuque, etc.

Il faut donc, pour éviter les accidents, opérer dans le dos et pénétrer au moins jusqu'à la couche de tissu cellulaire. Nous allons voir, en effet, que quelques savants ont proposé de faire la piqûre en plein tissu musculaire.

Nous trouvons dans le *Bulletin général de thérapeutique* (2), un extrait des *Memorabilien* du 9 juillet 1849, dans lequel nous voyons (à propos des injections hypodermiques de sublimé faites à la policlinique du docteur Henri Auspitz, à Vienne) cette phrase: «La région fessière paraît convenir le mieux; on fait pénétrer l'aiguille d'une seringue de Pravaz jusque dans le *grand fessier* et on injecte le contenu.»

M. le professeur Aubert, de Lyon, dans sa lettre inédite du 2 février 1882, dit à son tour: «M. Fournier, que j'avais vu à Paris au mois de décembre, m'a conseillé de faire les injections profondément, en plein *tissu musculaire* et de préférence en *pleine fesse*. J'agis ainsi et enfonce mon aiguille

(1) 30 janvier 1882.
(2) Année 1880, p. 46.

perpendiculairement à la direction de la peau, en évitant de la diriger vers le trajet du nerf sciatique. »

D'après ce qui précède, on sera surpris de ne pas trouver la même assertion dans la dernière édition des *Leçons cliniques sur la syphilis* de M. Fournier.

Au premier abord, il semble que cette manière d'opérer doive être très-douloureuse ; et vraiment, jusqu'à ce qu'elle ait été pratiquée sous nos yeux, nous n'osons affirmer le contraire. Cependant M. Aubert ajoute : « Les injections ont été très-bien tolérées, sauf quelques irradiations douloureuses dans les membres inférieurs. »

Dans sa thèse inaugurale soutenue à Montpellier en 1873, M. le docteur Larrieu réfute par anticipation ce procédé, et nous trouvons à la page 16 ce paragraphe : « Si on pénètre dans le tissu musculaire, la résistance inférieure étant très-grande et le liquide exerçant une pression très-forte sur le piston, il faudra employer une grande force pour le faire descendre, et de plus, on s'expose à ce que le liquide remonte au-dessus du piston, en passant entre lui et le corps de pompe, et à perdre ainsi une partie du fruit d'une première piqûre. Enfin, le muscle blessé sera gêné dans ses fonctions et sujet à s'enflammer ». On court aussi plus grand risque de rencontrer une artère ou une veine ou encore une ramification du nerf sciatique.

Malgré l'autorité de MM. Fournier et Aubert, nous sommes de l'avis du docteur Larrieu. Les praticiens ont déjà beaucoup de difficulté à obtenir l'autorisation de traverser la peau, que serait-ce donc pour pénétrer dans le tissu musculaire ? Du reste, nous attendons les résultats de l'expérimentation pour être complètement édifié à ce sujet.

Donc, pour faire les injections hypodermiques, nous choisirons le dos ; là, il y a peu de nerfs, par conséquent moins de sensibilité ; le tissu cellulaire sous-cutané s'y trouve en très-grande abondance.

Il présente dans cette région des mailles larges, faciles à la distension, ce qui permet de mieux répandre le liquide introduit, facilite ainsi l'absorption et met la peau à l'abri de toute compression. Enfin les mouvements de cette région étant presque nuls, le malade peut ainsi se livrer à ses occupations habituelles, s'asseoir, mouvoir ses bras et ses jambes et se coucher sans être incommodé.

Et maintenant, comment doit-on faire les injections hypodermiques?

C'est surtout ici que les précautions prises par le praticien seront couronnées d'un grand succès, si elles sont intelligentes et complètes; mais feront naître des accidents de toute nature, si elles ne sont pas observées avec beaucoup de tact.

Pour bien faire une injection, il faut se munir d'une bonne seringue, dans les conditions que nous avons essayé de faire connaître plus haut, armer cet instrument, c'est-à-dire le remplir de la meilleure solution possible de sublimé et puis, la canule étant bien vissée, pousser le piston jusqu'au moment où une goutte de liquide vient perler à l'extrémité de la pointe, de façon à chasser tout l'air qui pouvait y être contenu.

La seringue étant armée, on fait de la main gauche avec le pouce et l'index ou le médius un grand pli à la peau dans la région que l'on aura choisie, et de la main droite on enfonce brusquement la canule à la base de ce pli dans le sens de la longueur. On a ainsi un grand espace pour enfoncer la canule dans toute sa longueur. Puis on pousse lentement l'injection en retirant petit à petit l'instrument. Par ce procédé, on a déjà étendu en partie le liquide, au lieu de l'agglomérer en un seul point, et l'on évite ainsi une trop grande distension. « Il n'est pas sans importance d'élever à la température du corps la température du liquide qui doit servir à l'injection; il est mieux supporté, et cette précaution ne complique guère la petite opération. Pour cela, nous exposons pendant quelques instants à la flamme d'une lampe à alcool, notre seringue de Pravaz remplie de liquide et nous achevons l'opération » (1).

Élever la température du liquide à injecter peut encore avoir cet autre bon résultat d'empêcher les dernières gouttes de rester dans la canule et de se coaguler au point de nécessiter le curage de cette partie de l'appareil.

Bon nombre d'expérimentateurs, et M. Magnanon que nous venons de citer en particulier, font d'abord une piqûre avec la canule seule, pour voir s'il ne sort pas du sang par le bout libre de l'instrument et se convaincre qu'on n'a pas pénétré dans un vaisseau sanguin. C'est là, sans contredit, une excellente précaution, mais qui aurait l'inconvénient d'empêcher cette partie du manuel opératoire qui consiste à chasser l'air de la seringue. Du reste, le choix de la région dorso-lombaire et du tissu cellulaire sous-cutané permet d'éviter ces rencontres, sans nul doute malheureuses.

Il est aussi nécessaire de plonger la seringue et surtout la canule dans l'eau phéniquée avant chaque injection. Celle-ci étant faite et l'instrument retiré, il est très-important, si l'on veut prévenir l'inflammation, l'induration et la douleur, de malaxer légèrement l'endroit où l'on a pousssé l'injection, de façon à répandre le liquide et à lui faire occuper la plus grande surface possible. On évitera de la sorte les distensions forcées, causes principales de la douleur, et les irradiations douloureuses, les nodosités persistantes et toutes autres manifestations que l'on reproche avec juste raison à ce mode d'administration du mercure.

On peut encore prévenir la douleur, les nodosités, etc.,

(1) Magnanon, Des injections hypodermiques de sublimé dans la syphilis, thèse de Lyon 1880, p. 19.

en appliquant sur le point de l'injection, soit du collodion, comme le dit le docteur Larrieu, soit mieux encore un cataplasme émollient sur lequel on pourra répandre quelques gouttes de laudanum.

OBSERVATIONS RECUEILLIES DANS LE SERVICE DE M. GAYRAUD A L'HÔPITAL SAINT-ÉLOI.

PREMIÈRE OBSERVATION.

SALLE SAINT-VICTOR, N° 31 CIVILS.

Syphilis maligne précoce. Traitement ordinaire, pilules de Dupuytren, liqueur de Van-Swieten, aucun résultat. Injections hypodermiques de peptonate de mercure, guérison.

Au N° 31 de la salle Saint-Victor est couché le nommé X..., homme de peine, âgé de 33 ans, né dans une des petites villes du département de la Lozère, entré à l'Hôtel-Dieu Saint-Éloi le 24 mai 1880.

Blond de teint, mais ayant les cheveux châtains, presque noirs, d'un tempérament lymphatique et d'une bonne constitution, il a peu d'antécédents morbides. Fièvre typhoïde à l'âge de 13 ans; douleurs rhumatismales ou rhumatoïdes reparaissant de temps en temps depuis la guerre de 1870-71; jusqu'à ce jour pas de maladies vénériennes d'aucun genre.

Il raconte que le dernier coït a eu lieu dans une maison

Nota. — Cette observation a été publiée par M. Gayraud, dans la Gazette hebdomadaire des Sciences médicales de Montpellier, le 28 décembre 1880.

publique, à Nimes, le 25 mars ; mais il croit que sa maladie remonte au 15 du même mois, époque où il eut des relations avec une servante d'auberge, qu'il a su depuis être atteinte de syphilis. Quoi qu'il en soit, c'est le 30 avril que s'est montré, sur le reflet du prépuce, le petit bouton, bientôt ulcéré, dont les progrès rapides l'ont conduit dans nos salles.

Pendant tout le mois d'avril, il a mené une vie assez accidentée, tantôt faisant la noce, comme il le dit lui-même, tantôt occupé au travail fatigant de la pose des rails sur le chemin de fer de Bessèges, mais n'ayant eu aucun rapprochement sexuel nouveau ; il se plaignait de violents maux de tête et ne mangeait pas avec autant d'appétit qu'à l'ordinaire

A partir du 30 avril, jour de l'apparition du bouton préputial, le malade cessa complètement de travailler. Voyant s'agrandir peu à peu l'ulcération, il consulta un médecin du Gard, qui lui conseilla de faire quelques lotions au vin aromatique.

Vers le 6 ou le 7 du mois de mai, il s'aperçut que le chancre s'étendait rapidement en surface, mais continua le même pansement au vin aromatique jusqu'au 24 maï, date de son entrée à l'hôpital.

État actuel : une vaste ulcération occupe la portion réfléchie du prépuce, de l'angle balano-préputial au bord libre de ce repli ; elle est peu profonde, et s'étend latéralement sur plus de la moitié postérieure du prépuce, ramené depuis la veille en paraphimosis. A sa base, on ne constate aucune induration spécifique ; sa surface est recouverte d'une matière sanieuse assez abondante. Le prépuce est le siége d'un œdème considérable, qui disparut en quelques jours, après la réduction du paraphimosis, pratiquée séance tenante. Un engorgement ganglionnaire multiple existe au pli de l'aine des deux côtés.

L'état général du malade est satisfaisant, bien qu'il soit un peu chloro-anémique et qu'il paraisse très-affecté de ce qui lui arrive et qu'on le trouve parfois tout en larmes.

La longue incubation du chancre et l'induration ganglionnaire multiple font diagnostiquer un chancre syphilitique compliqué de phagédénisme.

On prescrit à l'intérieur une pilule de Dupuytren et localement des applications de poudre d'iodoforme.

Pendant les quatre ou cinq jours qui suivent, l'ulcération s'étend en surface dans le sens transversal. On voit de plus survenir, le 29 mai, de la rougeur à l'arrière-gorge et deux plaques muqueuses sur les piliers antérieurs du voile du palais. Presque en même temps apparaît une éruption de papules rouges, disséminées, occupant surtout le front et la partie supérieure de l'abdomen. Cette éruption se généralise très-rapidement et occupe en quelques jours presque toutes les régions du corps. Au dos et sur les épaules, elle n'est formée que de taches et de papules saillantes, ressemblant à de petits tubercules. Au front et sur les membres, quelques-unes des papules, plus larges que les autres, se transforment en une grosse pustule, dont le pus se concrète et forme à leur surface des croûtes noirâtres très-épaisses et très-adhérentes, et comme formées de couches imbriquées. Elles ont l'apparence des pustules d'ecthyma, mais sont entourées d'une zone saillante d'un rouge sombre, qui s'infiltre à son tour et se recouvre d'une croûte à mesure que la lésion s'étend, et cinq ou six de ces pustules, de forme allongée, mesurent jusqu'à 8 centimètres dans leur grand diamètre. Les autres, de forme arrondie, ont un diamètre moyen de 3 centimètres. Il en est enfin un certain nombre qui présentent à peine l'étendue d'une pièce de 20 ou de 50 centimes. Si l'on fait tomber les croûtes au moyen d'applications émollientes, on voit qu'elles recouvrent un ulcère arrondi, à bords réguliers, un peu saillants, dont le fond est comme déchiqueté. Les pustules de 3 centimètres au moins de diamètre sont au nombre de 23, plus confluentes à droite qu'à gauche. Voici les régions sur lesquelles elles sont développées du côté droit: face postérieure du mollet, face externe du genou, région antérieure de la cuisse, face antérieure de l'avant-bras, face externe du coude et du bras, sur l'épaule, en arrière de l'omoplate, au niveau de la septième vertèbre cervicale et sur le front.

Du côté gauche, elles sont peu nombreuses (trois en tout), plus petites et moins profondes. On les trouve seulement sur la face postérieure de l'avant-bras et du bras. Une pustule mesurant 20 millimètres de diamètre occupe toute la moitié droite de la face dorsale du gland, et s'étend jusqu'à 2 millimètres du méat et du repli balano-préputial.

Toutes ces pustules ne se sont pas développées en même temps; il s'est produit des poussées successives, et sur quelques points déjà guéris la cicatrice s'est rouverte et les croûtes se sont reformées. La dernière éruption ecthymatoïde a eu lieu au commencement de septembre.

Pendant ce temps, le chancre phagédénique a suivi une marche d'abord envahissante et bientôt rétrograde. La poudre d'iodoforme avait été remplacée, vers le milieu du mois de juin, par les applications de solution de tartrate ferrico-potassique au 1/10e.

Le 20 juin, on constatait l'existence d'un fin liseré cicatriciel au-dessus et au-dessous de l'ulcère. A partir de ce moment, la cicatrisation fut rapide, et, le 5 juillet, il ne restait qu'un point ulcéré à l'extrémité gauche du chancre et une petite perte de substance arrondie sur le revêtement cutané du prépuce, en arrière et en haut de l'ulcération primitive, dont elle semblait séparée par un point très-étroit de substance saine. Tout était complètement guéri le 16 juillet.

Pendant que le chancre suivait son évolution, le malade avait continué le traitement spécifique, et pris environ 60 pilules de Dupuytren et 20 cuillerées de liqueur de Van-Swieten.

Grâce à ce traitement, il fut débarrassé de douleurs très-vives, qu'il éprouvait dans les membres inférieurs et qui étaient surtout intolérables la nuit. Ces douleurs s'étaient montrées dès le début de l'apparition des accidents secondaires, c'est-à-dire dans les premiers jours de juin, et on crut constater un peu d'empâtement au niveau de la face antérieure des deux tibias. On fit sur ces points des frictions avec l'onguent napolitain double, et, le 28 juin, les douleurs et le gonflement ayant disparu, le patient put enfin jouir d'un sommeil que ni le chloral ni l'opium n'avaient pu lui donner.

Donc, à la date du 16 juillet, le chancre était guéri ainsi que les douleurs nocturnes et les plaques muqueuses buccales; il ne restait plus que les pustules d'ecthyma, qui ne commencèrent à se cicatriser que dans les premiers jours d'octobre. Depuis le 18 août, on avait remplacé les pilules de Dupuytren par les pilules de Ricord, et on avait prescrit en même temps l'iodure de potassium à une dose qui ne dépassa jamais 2 grammes. Plus tard, pendant tout le mois de septembre, on eut recours au sirop de Boutigny, et enfin, au mois d'octobre, on revint à l'iodure de potassium. Il fallut souvent changer les médicaments ou les suspendre à cause de l'état général très-peu satisfaisant. Malgré l'usage de l'eau d'Orezza, du vin de quinquina, du fer réduit, malgré un régime aussi tonique que possible, les voies digestives étaient presque toujours en mauvais état, et la dépression morale devenait de plus en plus profonde.

A la fin du mois d'octobre, force fut de renoncer à toute ingestion de préparations mercurielles par le tube digestif. Bien qu'il n'y eût pas eu depuis quelque temps de nouvelles poussées, la cicatrisation des pustules d'ecthyma n'avait pu être obtenue d'une manière complète. Il en restait une douzaine (à la cuisse, au bras et au front), toujours ulcérées, résistant à tous les moyens jusque-là mis en usage. Les pansements avec la charpie imprégnée de solution de tartrate ferrico-potassique avaient produit une amélioration passagère; mais si l'on cessait leur usage, ces croûtes se reformaient aussi épaisses qu'auparavant, sans qu'il y eût tendance à la cicatrisation sous-cutanée.

Le 3 novembre, tout traitement spécifique ayant été suspendu depuis quelques jours, il fut pratiqué à la région dorso-lombaire gauche une injection hypodermique d'un gramme de solution de sublimé corrosif et de peptone, suivant la formule de Bamberger.

Le malade accusa quelques instants après une douleur assez vive, qui disparut complètement le lendemain. L'injection fut renouvelée le 8 novembre et mieux supportée que la première.

Le 14, une troisième injection fut faite du côté gauche, sans provoquer presque de douleur. A ce moment, l'état général et local du malade avait subi déjà une telle amélioration, qu'il insista pour qu'on fît une quatrième injection, le 16 novembre, à la suite de laquelle survint un peu de salivation, rapidement guérie par les moyens appropriés. Le 20 novembre, cinquième injection, aussi bien supportée que les précédentes.

Le 22, on trouve la plupart des croûtes tombées, et au-dessous d'elles la cicatrisation s'est faite sur presque tous les points. Les cicatrices sont partout très-apparentes. Au centre de quelques-unes est un cercle d'un rose vif entouré d'une auréole noirâtre. D'autres sont très-minces et d'un blanc mât. La cicatrice du chancre préputial est moins visible que la pustule d'ecthyma développée sur le gland. Sur les épaules et le dos, il n'y a plus ni tubercules, ni papules; mais on constate l'existence de très-nombreuses taches, d'un rouge sombre, qui ont pâli depuis ces derniers temps. A la région dorso-lombaire, on ne retrouve aucune trace des injections hypodermiques déjà pratiquées. Par mesure de précaution, deux nouvelles injections sont faites, l'une le 25 et l'autre le 27 novembre, ce qui en porte le nombre à sept, quatre du côté droit et trois du côté gauche de la colonne vertébrale.

Aujourd'hui, 3 décembre, l'état général du malade est excellent; il a très-bon appétit et ses digestions se font très-bien; il a repris de l'embonpoint, et, n'étaient les cicatrices indélébiles dont il est porteur, on ne pourrait croire qu'il vient d'être aussi rudement secoué. Comme deux des cicatrices de la cuisse et du genou se sont ulcérées de nouveau et que l'alopécie notée en septembre continue, X. . restera dans les salles jusqu'à ce que la guérison soit assurée, et peut-être faudra-t-il lui faire encore quelque injection sous-cutanée de peptonate de mercure.

Quelques jours après, X..., se sentant assez fort pour reprendre son travail, insista pour sortir de l'hospice auprès de M. Gayraud. Ce dernier ne put le retenir, mais obtint la promesse qu'à la première apparition d'accidents syphilitiques nouveaux il viendrait se faire soigner dans son service.

DEUXIÈME OBSERVATION.

SALLE SAINT-VICTOR, N° 15 (CIVILS).

Ecthyma syphilitique confluent. — Injections de peptonate de mercure, amélioration rapide ; sirop de Gibert, guérison.

M...., charpentier, né à Alby (Tarn), âgé de 37 ans, entre le 12 octobre 1881 au service de M. Gayraud. Il accuse comme antécédents trois écoulements blennorrhagiques, des excès d'alcool et de coït. Le 20 mars 1881, il pratiqua un coït à la suite duquel survinrent, trois jours après, un quatrième écoulement blennorrhagique, puis une orchite le 28; et, le

15 avril, un chancre induré apparut à la base de la verge, sur le fourreau (face antérieure). Ce chancre, après avoir beaucoup suppuré, fut guéri le 25 juin. A ce moment il avait une adénite inguinale indolente.

Il raconte que, entré le 20 juin à l'hôpital de Perpignan, il vit, à la suite d'un bain simple, une éruption, considérée comme syphilitique, envahir l'extrémité inférieure des jambes. Cette éruption (ecthyma syphilitique), la même qu'il présente au moment de son entrée à l'hôpital de Montpellier, fut traitée localement par la pommade à l'iodoforme, et généralement par 2 pilules de Dupuytren. Il avoue n'avoir fait le traitement général que huit jours, alors qu'il est resté trois mois à l'hospice.

Au moment de son arrivée à Montpellier, il présente un ecthyma syphilitique confluent, surtout aux membres supérieurs et inférieurs et autour de l'orifice buccal. M... n'a jamais eu de plaques muqueuses.

M. Gayraud institue immédiatement le traitement interne avec deux pilules de Dupuytren, vin de quinquina. Il ordonne en même temps un gargarisme chloraté pour prévenir la salivation. Le 21 octobre, pas de changement. L'éruption est toujours la même; elle tend même à augmenter. Il s'est produit un peu de diarrhée, qu'il faut combattre par le sous-nitrate de bismuth.

On suspend le traitement interne, qui est remplacé par les injections hypodermiques de peptonate de mercure.

Un gramme de la solution de Bamberger fut injecté à la région dorsale, sans douleur vive.

On a fait 8 injections de quatre en quatre jours. Dès la cinquième, les accidents étaient presque réduits à l'état de simples macules. A la huitième, M. Gayraud ayant chargé un étudiant en médecine de pratiquer l'injection, un abcès se forma et le malade, qui souffrait horriblement de cet abcès, refusa toute autre injection.

A ce moment, les accidents syphilitiques étaient à peu près guéris. On était à la fin novembre.

M. Gayraud fit alors administrer une cuillerée de sirop de Gibert pendant quelques jours, donna deux ou trois bains de sublimé, quelques toniques et reconstituants pendant le mois de décembre, et au commencement de janvier, M..... se sentant complètement remis, demanda à reprendre son travail.

TROISIÈME OBSERVATION.

CABINET DE M. LE PROFESSEUR GRASSET.

Syphilis cérébrale. — Iodure de potassium, aucun résultat; sirop de Gibert, pas toléré; injections hypodermiques d'albuminate de mercure, guérison.

Voici comment le malade, docteur en médecine, m'exposait son observation, dans une première lettre datée du 16 octobre 1881 :

« Dans les derniers jours de juillet, j'ai été d'abord pris subitement de bourdonnements d'oreille, qui ont pris une telle intensité que j'ai perdu complètement l'ouïe du côté droit. Je n'ai jamais ressenti de douleur dans cette oreille et il n'y a jamais eu de traces d'inflammation, ni d'écoulement d'aucune sorte. A l'examen au spéculum, l'oreille est saine; mais en faisant les diverses expériences connues, il est avéré que j'ai un catarrhe de la trompe d'Eustache. Pourquoi ce catarrhe et son invasion subite? On m'examine la gorge et on y trouve une coloration anormale.

» J'avoue avoir eu la syphilis, que j'ai contractée en janvier 1878, pour laquelle j'ai fait de nombreux traitements, et, l'hiver dernier, après avoir consulté M. Fournier, de Paris, pour un testicule syphilitique, j'ai pris force doses d'iodure de potassium. Mon testicule est revenu à l'état normal et je pensais en avoir fini avec cette maladie.

» Pour plus de sûreté, étant donné l'état de la gorge au point de vue de la coloration, mais dont je n'ai jamais souffert du reste, j'ai repris de l'iodure de potassium, et on m'a fait des insufflations d'air par la trompe d'Eustache. Je n'ai pas observé jusqu'ici de modification sensible dans mon acuité auditive.

» J'en étais là il y a deux mois, quand j'ai commencé à ressentir des douleurs de plus en plus vives dans tout l'hémithorax droit. Je fis quelques frictions narcotiques, puis révulsives, et enfin des injections hypodermiques de morphine. Celles-ci calmèrent la douleur qui ne venait guère que par accès et surtout la nuit. J'attribuai cette douleur, qui pour moi n'est qu'une pleurodynie, à une imprudence que j'avais faite cet été. Comme il faisait très-chaud, je me lavais souvent tout le corps avec une éponge mouillée, et, au lieu de bien me sécher après, je laissais l'eau s'évaporer. C'est là, je crois, une raison bien suffisante. — Je voulus alors mettre un grand vésicatoire: on s'y opposa. La douleur disparut pour quelque temps et avec de simples frictions au baume Opodeldoch, je faisais disparaître ses velléités de retour. — Il y a une quinzaine de jours, elle a reparu si violente (et toujours la nuit), que j'ai été obligé de revenir à la morphine. Mais cette morphine me fatigue l'estomac et m'empêche de refaire un traitement antisyphilitique qu'à cause d'elle je ne puis supporter. Je me suis alors appliqué un grand vésicatoire sur le côté; mais il était peut-être trop tard, car il n'a rien enlevé du tout. J'ai donc été obligé de revenir encore à cette morphine qui me fatigue, mais qui seule me calme.

» Je vous ai parlé du traitement antisyphilitique. Il me paraît en effet indiqué par certains accidents qui reviennent, et je m'étais remis au sirop de Gibert, étant donnés l'état de la gorge et celui de la trompe. Une pustule qui me revient à un doigt, près de l'ongle, quelques papules sur la figure me confirment de plus en plus dans cette idée d'un traitement spécifique nécessaire. — Mais ici je commence à tourner dans un cercle vicieux : la morphine me fatigue l'estomac et m'empêche de prendre le sirop de Gibert que je vomis ; si je ne prends pas de morphine, la douleur revient. — Mon médecin traitant m'a alors offert de me traiter par les injections de peptonate de mercure. J'ai d'abord hésité devant cette multitude d'injections: j'en fais déjà tant avec la morphine ! D'autre part cela permettrait à mon estomac de se reposer. Qu'en pensez-vous ?

» J'arrive enfin à la dernière complication, celle surtout pour laquelle j'ai songé à recourir à vous.

» J'ai d'abord ressenti dans tout le côté malade une espèce de trouble dans la sensibilité de la peau de cette région : la peau me semblait dure et sa surface analogue à du marbre. J'avais cependant la sensation lorsque je me piquais avec une aiguille et celle du chaud et du froid, mais moins nette que du côté sain. Peu à peu cette sensation a envahi la cuisse et la jambe, et, après n'avoir ressenti pendant un mois environ qu'un trouble de la sensibilité, voilà que ma jambe s'est engourdie peu à peu et que je marche difficilement. Je n'ai dans le membre inférieur aucune douleur ; mais j'ai ce trouble de la sensibilité et du mouvement, qui sans doute tient à une lésion centrale sous l'influence de la syphilis....

»... J'ai employé (contre la douleur de côté), le sulfate de quinine à cause de la péridiocité ; mais cela n'a rien fait...

»... J'oubliais de vous dire que je viens de prendre une série de six bains de vapeur térébenthinés, et contre ma douleur de côté et contre la paralysie de ma jambe ; mais je n'en ai ressenti aucun bienfait.»

En présence de ces renseignements, je diagnostique une *syphilis cérébrale*, attribuant les manifestations diverses mentionnées (toutes dans le côté droit) à une lésion diffuse du côté de l'hémiplégie gauche. L'iodure de potassium ayant échoué seul, je conseillai de revenir au traitement mixte. Le mercure ne pouvant pas être supporté par l'estomac, j'engageai à le prendre par la voie externe (frictions mercurielles ou injections hypodermiques).

Après la réception de ma lettre, le malade lit l'ouvrage de M. Fournier et retrouve dans sa mémoire certains faits observés sur lui dont il n'avait pas parlé et qui complètent l'observation. Les voici (dans une lettre du 26 octobre), avec des renseignements sur le début du traitement.

« ... Depuis longtemps (trois mois environ), j'avais commencé à ressentir des vertiges et, quand je marchais en levant les yeux en l'air, il me semblait que j'allais tomber. J'avais, et j'ai encore, un peu du côté droit (malade), une diminution de la température. J'ai eu les sueurs nocturnes que Fournier signale, etc.

» Étant donc sûr du diagnostic, d'après votre lettre et d'après la lecture de Fournier, j'ai commencé un traitement spécifique, sur lequel je vous demande votre avis.

» A cause de mon estomac, rebelle au mercure pour le moment, je fais le traitement par les injections hypodermiques d'albuminate de mercure : deux injections par jour, chaque injection contenant 5 milligram. de bichlorure de mercure. Je prends aussi l'iodure de potassium à l'intérieur, 2 grammes par jour ; je vais en prendre 3 grammes. Est-ce une dose suffisante, ou faut-il l'augmenter et aller à 4 grammes et au-delà ? Quand je prenais l'iodure de potassium pour mon testicule syphilitique, je supportais très-bien les 3 grammes par jour.

» Quant à mon côté, il m'a laissé huit jours tranquille, grâce peut-être à la teinture d'iode dont je le badigeonnais tous les jours. Mais quand la desquamation est venue et que la peau a été trop délicate pour supporter une nouvelle couche, soit à cause de cette suspension, soit pour toute autre raison que j'ignore, la douleur est revenue, et depuis deux jours j'ai été obligé de la réprimer avec la morphine.

» ... Il y a, somme toute, amélioration dans mon état : l'ouïe est meilleure et je commence à discerner quelques sons avec l'oreille malade ; les troubles de la sensibilité sont moins prononcés ; la jambe est moins lourde, mais je la traîne toujours cependant. C'est surtout la flexion qui est difficile. Ainsi, étant debout et voulant fléchir ma jambe pour la prendre avec la main du même côté, sans fléchir le tronc, je ne puis le faire, et la station sur le seul pied malade est très-instable. »

Je réponds de continuer les injections mercurielles et l'iodure de potassium. Seulement pour les doses, 1 centigram. de sublimé est une dose au moins suffisante ; il faudrait la réduire pour peu qu'il y eût de salivation. L'iodure de potassium, au contraire, peut être augmenté progressivement et par 25 centigram. jusqu'à 4 grammes et au-dessus, s'il y a tolérance. Joindre du quinquina, une bonne alimentation, de l'exercice et un peu de patience.

Le 10 décembre, le malade m'envoie les bonnes nouvelles suivantes :

« ... Mon état a si bien continué à s'améliorer depuis ma dernière lettre, que, maintenant, je ne ressens plus, en fait d'accidents, que mes bourdonnements d'oreille qui, bien qu'ayant diminué, n'ont pas cependant disparu. La jambe va toujours bien, tant au point de vue de la sensibilité que de la motilité ; je marche très-bien et je puis faire de très-longues courses. Cependant, ayant essayé de courir, j'ai éprouvé un peu de lourdeur dans la jambe droite. Le côté va tout-à-fait bien ; non-seulement je n'y éprouve plus de douleur, mais je n'y ressens plus cette espèce de gêne, de tension, qui a persisté assez longtemps.

» J'ai continué le traitement par les injections jusqu'au 16 novembre ; mais je ne prenais plus que 0,005 de bichlorure de mercure et 5 grammes d'iodure. Depuis cette époque, j'ai cessé ce traitement et je prends des pilules de Dupuytren (3 par jour) et mes 5 grammes d'iodure. Je supporte très-bien cette dose.

» L'ouïe revient petit à petit. Mais, comme je vous l'ai dit, les bourdonnements persistent et je crains qu'ils ne durent très-longtemps, si même ils ne restent pas toujours.

» Somme toute, guérison pour ainsi dire complète des accidents précédents, état général satisfaisant, bon appétit. Je sens cependant que j'ai perdu de ma vigueur antérieure. »

En fin janvier 1882, je vois le malade. Il est tout-à-fait bien. Tous les accidents ont disparu, sauf les bourdonnements dans l'oreille droite et un peu de diminution de l'ouïe de ce côté. Il continue l'iodure de potassium.

Sur ma demande, le malade m'a donné quelques renseignements complémentaires sur le traitement mercuriel, dans une dernière lettre datée du 13 février 1882 :

« 1° C'est avec l'albuminate de mercure que mes injections ont été pratiquées. Il n'y avait pas de peptonate à..., et comme le cas était pressant, que les injections étaient supportables et que l'amélioration se produisait pour ainsi dire à vue d'œil, le traitement à l'albuminate fut continué.

» 2° Voici la formule de la solution et la manière de la préparer.

» On commence par faire dissoudre le sublimé ainsi que les chlorures ammonique et sodique dans l'eau distillée, dans la proportion suivante :

Chlorhydrate d'ammoniaque . .	1 gr. 25
Bichlorure de mercure . . .	1 gr. 25
Chlorure de sodium. . . .	4 gr. 15
Eau distillée	60 gr.

» Les chlorures ammonique et sodique sont employés ici pour faciliter la solution de chlorure mercurique. On fait dissoudre et on filtre.

» Ensuite on prend pour une 2e solution :

Blanc d'œuf. . . . . N° 1

et on fait une solution de 60 grammes avec quantité suffisante d'eau distillée ; on doit battre longtemps le blanc d'œuf avec l'eau distillée, afin de dissoudre aussi exactement que possible l'albumine.

» On mélange ces deux solutions et on a la liqueur à injection. J'ajoute que cette préparation devenait louche au bout de quelques jours et qu'il fallait la filtrer. Il était prudent même de la renouveler au bout de 8 à 10 jours.

» 3° J'ai commencé le traitement par les injections mercurielles le 18 octobre : deux injections par jour, une le matin vers 8 heures, l'autre le soir vers 5 heures ; injection d'une demi-seringue de Pravaz chaque fois contenant 5 milligram. de chloroalbuminate de mercure, ce qui faisait 10 milligram. par jour. — J'ai subi ainsi sans inconvénient deux injections par jour, jusqu'au 30 octobre, — Alors la salivation mercurielle s'est déclarée. J'ai essayé d'une seule injection par jour avec 3/4 de seringue et contenant 0,075 de sel mercurique ; mais la douleur était trop forte. La salivation continuant, et d'ailleurs l'amélioration étant rapidement progressive, j'ai réduit le traitement (après 2 ou 3 jours) à une seule injection par jour à la dose de 0,005. J'ai continué ainsi à une seule injection de 0,005 jusqu'au 16 novembre.

» A ce moment, la guérison était presque complète. J'ai cessé le traitement par les injections et j'ai continué le mercure à l'intérieur. Depuis le début je prenais d'ailleurs l'iodure de potassium.

» On me faisait les injections dans le dos. La douleur était assez vive et était ressentie de 5 à 10 minutes environ, quelquefois un peu plus. On sentait bien la causticité du liquide. Il y avait toujours induration locale qui est restée longtemps après. C'est même une des raisons (étant donnée la grande amélioration produite) qui m'ont fait cesser les injections. J'avais le dos tout bosselé; j'ai même encore en ce moment certains noyaux d'induration très-marqués. Il ne s'est pas produit d'abcès. Deux ou trois fois, la canule rencontrant sans doute une veinule, a déterminé une ecchymose. Il fallait faire un grand pli à la peau, enfoncer la canule de toute sa longueur et pénétrer aussi profondément que possible dans le derme.

» Comme dose totale injectée, cela fait environ 0,216 de chloroalbuminate de mercure.

» Je vous ai dit que la salivation avait apparu le douzième jour. Je l'ai combattue par le chlorate de potasse, mais surtout par la diminution de la dose d'injection, permise d'ailleurs par l'amélioration.

» Comme je vous l'ai dit à Montpellier, j'ai continué longtemps encore le traitement mixte; mais je puis dire qu'en définitive, au bout de 28 jours environ du traitement par les injections, avec l'iodure de potassium à l'intérieur, mon état qui était très-grave (comme vous le savez) était changé à tel point que je ne pus me considérer comme guéri. Il n'y a que l'ouïe (qui a été la première atteinte) qui n'est pas revenue à son état normal. J'ai toujours mes bourdonnements et une diminution très-sensible de l'acuité auditive du côté droit, qui a été seul atteint. Il y a eu d'abord une amélioration sensible qui semble rester maintenant stationnaire... »

QUATRIÈME OBSERVATION.

CABINET DU DOCTEUR GUIBAL.

Accidents syphilitiques tertiaires. Gomme du testicule gauche. — Injections au peptonate de mercure, amélioration rapide, guérison des accidents.

Au mois de septembre 1881, je fus consulté par M. X..., de Montpellier, âgé de 38 ans environ, pour une maladie de la gorge, dont le début remontait à plusieurs mois déjà, mais qui, depuis quelques jours, avait pris un caractère d'acuité tel que le malade, peu soigneux de sa personne, et entraîné d'ailleurs par ses occupations journalières, s'était vu obligé de garder le repos.

A l'examen, je constatai un gonflement énorme de l'arrière-gorge; la voûte palatine surbaissée présentait une coloration rouge vineuse et se laissait facilement déprimer par le doigt, donnant ainsi la sensation d'une fluctuation obscure. Les amygdales, les piliers du voile du palais étaient, des deux côtés, le siége d'une ulcération profonde, à bords déchiquetés, taillés à pic, saignant facilement quand on voulait, à l'aide d'un pinceau de charpie, enlever la matière sanieuse, grisâtre, qui recouvrait le fond de l'ulcération. Les ganglions sous-maxillaires, cervicaux, etc., présentaient des traces manifestes d'engorgement; on les sentait facilement rouler sous le doigt, durs, isolés; ils avaient légèrement augmenté de volume.

En regard de ces différents symptômes physiques, auxquels il convient d'ajouter, pour être complet, une fétidité extrême de l'haleine, les symptômes fonctionnels que l'on pouvait facilement constater étaient les suivants: la respiration était difficile, les mouvements d'inspiration et d'expiration s'accompagnaient d'un bruit particulier, analogue à celui que l'on a noté chez les malades atteints de grenouillette. Pour respirer, M. X... était obligé de garder constamment la bouche ouverte, les fosses nasales paraissaient obstruées, et c'est en vain que l'on essayait de faire passer l'air par cette voie.

Enfin, l'état général était des plus défavorables; X... avait perdu l'appétit et le sommeil; ses forces déclinaient tous les jours; il présentait des signes manifestes de dénutrition profonde et de véritable cachexie. Quelle était la cause de cet état général et des signes physiques et fonctionnels que j'ai énumérés plus haut? Telle était la question qu'il fallait résoudre. Interrogé sur ses antécédents avec le plus grand soin et la plus grande prudence, notre malade finit, après plusieurs jours, par avouer qu'il avait eu, douze ou quinze ans auparavant, une maladie vénérienne, un petit chancre qui avait disparu au bout de quelques jours, si bien qu'il n'y avait attaché aucune importance et qu'il n'avait fait aucun traitement.

Cependant, quelques semaines plus tard, il eut une éruption à l'anus, mal à la gorge, etc..., et ayant consulté un médecin, il suivit pendant quelque temps un ensemble de moyens qui lui furent indiqués et qui amenèrent, assez rapidement d'ailleurs, la disparition des différents accidents que je viens d'énumérer.

Il y a trois ans environ, il fut de nouveau obligé de se soigner pour une maladie du testicule droit, dont il m'a été possible de retrouver des traces. Le testicule est complètement atrophié et la peau des bourses présente de larges cicatrices, qui ont succédé, au dire de X..., à de profondes cautérisations au fer rouge. Il m'a été impossible de recueillir d'autres renseignements plus précis au sujet de cet accident.

Ce qui est positif, c'est que, entre ces accidents du côté du testicule et les accidents que j'ai signalés et qui suivirent de près l'apparition du chancre, il n'y a eu aucune autre manifestation et que le malade a joui d'une santé parfaite, qu'il a pu se livrer à des occupations importantes et mener une vie très-active sans inconvénient.

Lorsque M. X... m'eut communiqué les renseignements dont je viens de parler, je pensai qu'on pouvait éliminer l'idée d'épithelioma, qui m'était venue la première en raison de l'étendue du mal, de son évolution et de l'affaiblissement qui l'accompagnait. Je pensai en outre qu'il ne fallait pas songer davantage à des accidents scrofuleux graves, de la nature de ceux qui ont été signalés pendant ces dernières années, et je crus, en dernière analyse, légitime d'admettre que nous nous trouvions en présence d'accidents qui étaient sous la dépendance de la syphilis. En raison de la durée qui s'était écoulée depuis l'apparition de l'accident primitif, il était naturel de penser que c'étaient des accidents appartenant à la période tertiaire.

Pour justifier une pareille manière de voir, j'examinai scrupuleusement le système osseux, les viscères, etc., mais je ne pus découvrir rien de particulier. Le diagnostic auquel je m'arrêtai peut être formulé en ces termes : accidents syphilitiques tertiaires; gomme développée dans l'épaisseur du voile du palais ou aux dépens du périoste voisin ; ulcérations profondes des amygdales et des piliers du voile.

A cause de l'état grave du malade, je crus prudent d'avoir, avant d'instituer un traitement complet, l'avis d'un de nos maîtres. M. Gayraud, dans le service duquel j'avais alors l'honneur d'être chef de clinique, fut appelé, sur ma demande, en consultation par la famille du malade.

Son avis fut que les accidents en présence desquels nous nous trouvions, devaient être rattachés à la diathèse syphilitique. Je lui proposai alors, en raison de l'état général, de la difficulté de digestion et aussi de la nécessité d'une prompte intervention, de recourir aux injections sous-cutanées de peptonate de mercure, dont j'avais pu apprécier les résultats favorables dans le service de notre maître.

M. Gayraud voulut bien partager mon avis. Il fut reconnu, en outre, que le malade serait soumis à un régine tonique, et que l'on essayerait par tous les moyens possibles de lui rendre les forces qu'il avait perdues.

Les injections de peptonate de mercure furent commencées dès les premiers jours du mois d'octobre ; j'en fis deux par semaine, et chaque fois j'injectai environ 1 gramme de la solution de Bamberger.

L'amélioration se produisit comme par enchantement ; les ulcérations des amygdales disparurent au bout de quinze jours environ, mais le voile du palais conserva la coloration et le volume précédemment indiqués ; la respiration devint plus facile, mais elle resta gênée, et les fosses nasales ne livrèrent pas encore passage à l'air.

Les injections étaient bien supportées : je pris, dès le début, la précaution de faire appliquer aussitôt après la piqûre un cataplasme sur le point même où l'instrument avait pénétré, et je dois dire qu'à la visite suivante, il m'a toujours été impossible de savoir et de reconnaître le point d'introduction de la canule de ma seringue.

En même temps, l'état général du malade devenait tous les jours plus satisfaisant ; les forces, l'appétit, le sommeil étaient revenus, et tout paraissait marcher à souhait, quand dans les premiers jours du mois de décembre, j'aperçus à la base du voile du palais une petite perforation qui alla tous les jours s'agrandissant et finit par atteindre les dimensions d'une pièce de 50 centimes. La profondeur de cette ulcération était considérable, on pouvait pénétrer au moins à un centimètre et demi ; les bords de l'ulcération, déchiquetés, taillés à pic, décollés, saignaient facilement ; le fond grisâtre était recouvert d'une masse pulpeuse que l'on enlevait assez facilement avec un pinceau.

Tout en continuant les injections, je conseillai alors au malade de prendre tous les deux jours une cuillerée de sirop de Gibert, et je fis toucher l'ulcération avec du collyre cathérétique de Lanfranc.

Au bout de trois semaines, la réparation commença et s'accomplit rapidement; elle était complète le 15 janvier 1882.

Je remplaçai alors le sirop de Gibert par des doses faibles d'iodure de potassium (50 centigrammes par jour).

Vers la même époque, le malade me montra sur le testicule droit un gonflement mollasse, qui s'ouvrit spontanément, suppura et finit par se détacher en masse, laissant une surface bourgeonnante que je fais panser en ce moment avec du précipité rouge et qui tend à disparaître de jour en jour.

M. Gayraud a vu le malade le 20 janvier et a pu constater lui-même la guérison des accidents de la gorge.

Vingt-deux piqûres ont été faites sans accidents ; une seule, pratiquée par un étudiant en médecine, a malheureusement amené la production d'une eschare sèche, noirâtre, qui s'est détachée seulement un mois après. Je crois que, dans ce cas, une partie du liquide a été injectée dans l'épaisseur du derme.

CINQUIÈME OBSERVATION.

CABINET DU DOCTEUR GUIBAL.

Syphilis, accidents secondaires à la gorge, syphilides. Injections sous-cutanées au peptonate de mercure, guérison rapide des accidents.

Madame X..., de Montpellier, âgée de 28 ans, vint me consulter au mois d'avril 1881, pour une éruption qui avait fait son apparition depuis quelques jours. Cette éruption s'accompagnait d'un prurit désagréable, siégeait à la face palmaire des deux côtés et ressemblait à du psoriasis. Interrogée sur ses antécédents, Madame X... dit qu'elle n'avait jamais été malade et qu'elle n'avait jamais rien remarqué de particulier du côté des organes génitaux.

Soupçonnant que je me trouvais en présence d'accidents syphilitiques, je résolus de m'en assurer en conseillant à la malade de prendre quelques bains sulfureux. Dès le second bain, survint une éruption généralisée, papuleuse, présentant tous les caractères attribués aux syphilides. Le doute était levé ; d'ailleurs, quelques jours plus tard, survenaient des plaques muqueuses de l'arrière-gorge, des lèvres, etc. Les ganglions inguinaux, cervicaux et occipitaux étaient manifestement engorgés.

J'instituai un traitement spécifique, des cautérisations sur les plaques muqueuses, un régime tonique et reconstituant. Au bout de deux semaines, les accidents du côté de la gorge avaient disparu ; seule l'éruption palmaire persistait encore. Elle céda d'ailleurs un mois après sous l'influence du traitement général et d'applications topiques (pommade au thymol, à l'acide pyrogallique, etc.).

Madame X..... se croyait guérie. Je suspendis tout traitement, mais je la prévins en même temps que de nouveaux accidents pourraient surgir et je lui conseillai de venir me trouver sans retard. En effet, au mois de septembre, Madame X.... eut de nouveau des accidents du côté de la gorge et une nouvelle poussée de psoriasis palmaire. C'était l'époque où je songeais à traiter le malade de ma première observation à l'aide d'injections au peptonate de mercure : l'état des voies digestives de Madame X.. . était mauvais ; elle avait supporté difficilement les chaleurs, et je pouvais craindre qu'un traitement mercuriel fût mal supporté dans ces conditions. De plus, ma malade, quoique prévenue, était découragée et désespérait de guérir. Elle voulait en finir au plus vite.

Ayant à ma disposition du peptonate de mercure, je n'hésitai pas à lui proposer ce mode de traitement, qu'elle accepta d'ailleurs sans difficulté.

A partir du commencement du mois d'octobre, je fis deux injections par semaine, en prenant les mêmes précautions que pour mon premier malade. Je dois dire que les injections furent supportées plus difficilement ; la douleur persistait pendant trois ou quatre heures, mais en s'affaiblissant. Je n'ai eu aucun accident.

Sept injections furent pratiquées, c'est-à-dire que le second traitement dura trois semaines ; mais, au bout de huit jours, après la troisième injection, les accidents avaient entièrement disparu. — Depuis lors j'ai revu Madame X..... Elle est complètement guérie.

OBSERVATIONS DE M. LE PROFESSEUR AUBERT DE LYON.

Voici ce que dit M. Aubert, dans sa lettre du 2 février 1882, au docteur Hortolès :

« Je n'ai encore traité qu'un petit nombre de malades de mon service par des injections sous-cutanées de peptonate mercurique venant de chez Delpech, pharmacien à Paris. Il y a un mois environ que j'ai commencé et j'ai traité 3 malades. »

SIXIÈME OBSERVATION.

Rupia syphilitique. Ulcérations. — Injections de peptonate de mercure, guérison.

« Le premier a eu, dès le début de la période secondaire, de larges pustules de rupia syphilitique, suivies de croûtes, d'ulcérations et de cicatrices. Il avait été soigné pour ces accidents à la clinique. Il est rentré dans mon service pour une récidive d'accidents semblables; il a eu en 26 jours 20 injections et est actuellement guéri.»

SEPTIÈME OBSERVATION.

Syphilides pustulo-crustacées. — Injections de peptonate de mercure, amélioration rapide.

«Le second malade entre pour une syhilide pustulo-crustacée généralisée. Il a été traité comme le précédent par les injections de peptone mercurique. Sa situation a été très-vite améliorée ; il ne lui reste plus que des macules rouge-brun au siége des anciens accidents.»

HUITIÈME OBSERVATION.

Ecthyma syphilitique. Injections de peptonate de mercure, amélioration notable.

«Un troisième malade, plus récemment entré dans mon service, offre de larges pustules d'ecthyma syphilitique sur le front. Son état a été amélioré notablement après 4 ou 5 injections de peptonate mercurique.»

NEUVIÈME OBSERVATION.

Syphilis rebelle,accidents secondaires. — Traitement ordinaire (proto-iodure de mercure, sirop de Gibert),pas de résultats. Injections de peptonate de mercure, guérison.

Nous trouvons cette observation dans la *Gazette des hôpitaux* du 5 juillet 1881. Elle est extraite du *Marseille médical.*

Un homme d'une constitution robuste, âgé de 35 ans, entrait il y a quelque temps à l'hôpital de la Conception de Marseille, pour des accidents syphilitiques secondaires, caractérisés par une éruption papulo-squameuse, occupant tout le corps et principalement le front, la face antérieure de la poitrine et le dos. Ces accidents étaient accompagnés d'une pléiade ganglionnaire fortement accusée.

L'accident primitif avait été un chancre induré du frein, et, deux mois plus tard, étaient apparus les phénomènes propres à la période secondaire : croûtes dans les cheveux, plaques muqueuses de la gorge, etc.

Le traitement antisyphilitique institué dans toute sa rigueur (proto-iodure de mercure associé à la gentiane, chlorate de potasse, sirop de Gibert, bains sulfurés, etc.) resta sans résultats, et la maladie continua sa marche. L'œil gauche fut atteint d'une névro-rétinite. Au traitement ci-dessus mentionné on ajouta 20 centigrammes de calomel en 10 paquets.

Malgré cette médication, continuée pendant plusieurs semaines, aucune amélioration n'étant survenue, on eut recours aux injections hypodermiques de peptonate de mercure à la dose de 1 centimètre cube par injection, ce qui équivaut à 1 centigramme de sublimé corrosif. Ce nouveau traitement amena promptement d'heureux effets; au bout de quatre injections, les papules s'étaient affaissées, elles avaient pâli. Enfin une dizaine de jours après la première injection, non seulement la décoloration était complète, mais les phénomènes plus graves qui s'étaient montrés du côté de l'appareil de la vision avaient à peu près complètement disparu.

L'action du peptonate de mercure, dans ce cas, a été d'autant plus manifeste, que la cessation des injections sous-cutanées ayant amené une nouvelle poussée quinze jours plus tard, tout rentra de nouveau dans l'ordre sous l'influence du peptonate de mercure employé une seconde fois.

CHAPITRE V.

Discussion. — Indications et contre-indications.

Les observations que nous venons de publier nous montrent que, à côté de résultats remarquables, les injections de peptonate de mercure ont quelques inconvénients. Ce qui frappe d'abord les yeux, c'est la rapidité des effets thérapeutiques, Les malades de M. Gayraud, celui de M. le professeur Grasset, ceux de M. Guibal, les trois syphilitiques de M. le professeur Aubert, etc., ont vu en effet les manifestations de la syphilis s'amender dès les premières injections, et disparaître quelque temps après. Pouvons-nous dire que par le traitement hypodermique et avec le sublimé-peptone ou l'albuminate de mercure on puisse guérir la syphilis? Nous sommes loin de soutenir une affirmation de cette nature; on a bien cité des cas de guérison et de récidive de chancre initial, mais ils sont encore bien peu nombreux, et la statistique de pareils faits a besoin de s'élever pour entraîner l'opinion, car on peut répondre encore: a-t-on bien observé? Nous appelons donc guérison de la syphilis, la simple disparition de ses manifestations primaires, ou secondaires, ou tertiaires.

Un deuxième résultat de l'observation des injections hypodermiques de peptonate de mercure, c'est le peu de réaction inflammatoire au niveau de l'injection. On pourra sans doute nous objecter que, dans les observations citées, nous avons eu deux abcès assez sérieux, puisque l'un a suffi pour déterminer le rejet du mode de traitement de la part du malade, et que tous les deux ont eu une durée approximative de deux mois. C'est vrai, mais nous ferons remarquer (et c'est ce qui prouve l'importance du manuel opératoire) que dans les deux cas, le médecin traitant n'a pas fait lui-même l'injection; M. Guibal, appelé au dehors, avait confié ce soin à un étudiant en médecine, et M. Gayraud, le même jour, fit pratiquer l'injection à son malade par le même étudiant en médecine. C'était avoir la main malheureuse. L'injection fut entièrement poussée dans le derme, d'où formation d'abcès. Et dans le cas particulier de M. Gayraud, la matière à injection étant épuisée, on en avait demandé d'autre à Paris. Comme M. Gayraud ne voulait pas mettre l'accident sur le compte d'une maladresse, il se fit remettre la préparation qu'on venait de recevoir: elle n'avait pas la même coloration que celle dont on s'était servi jusqu'à ce jour, et de plus, le liquide était un peu trouble. Aussi ne se servit-on plus du contenu de ce flacon.

A part les deux accidents dont nous pensons avoir fait justice, on ne remarque chez les deux malades de M. Gayraud aucune douleur, si ce n'est lors de la première injection.

Le malade accusa, en effet, ce jour-là une douleur assez vive et qui persista jusqu'au lendemain; mais les autres furent bien supportées. La malade de M. Guibal a supporté, il est vrai, assez péniblement un traitement semblable à cause des piqûres. Il faut, croyons-nous, mettre cette difficulté sur le compte d'une excessive susceptibilité nerveuse, due en partie au sexe, et qui était exagérée chez Madame X....

Nous avons répondu à la valeur donnée par M. le docteur Gourgues à l'albuminate de mercure par un peu de critique qu'il voudra bien nous pardonner. Nous y étions forcé par le récit du docteur traité par M. le professeur Grasset. Nous ne sommes pas l'ennemi de l'albuminate de mercure, pas plus qu'absolument enthousiaste de la peptone mercurique. Nous le serions sans doute, si ce n'étaient les quelques inconvénients qui peuvent résulter des injections faites même en observant toutes les précautions opératoires. Car il faut faire, à cette méthode justice complète : c'est elle qui jusqu'à ce jour a rendu les plus grands services.

En partant de ce principe que la valeur des services est mesurée par la gravité des manifestations morbides, c'est bien la méthode hypodermique qui a rendu les plus grands services dans le traitement de la syphilis. C'est en effet dans les cas graves de syphilis secondaire ou tertiaire, dans ceux qui réclament l'intervention rapide, active du médicament, que les injections hypodermiques de peptonate ou d'albuminate de mercure donneront d'excellents résultats. A notre avis, il faut d'emblée commencer le traitement de la syphilis grave par ce procédé. On arrêtera ainsi brusquement le processus morbide et on pourra, si on le désire dans la suite, revenir aux autres modes de traitement.

Une troisième remarque qui ressort de nos observations, c'est l'utilité des injections hypodermiques de peptonate de mercure quand les autres modes de traitement n'ont eu aucune action sur les manifestations morbides, ou que l'action du mercure se traduit par les accidents d'hydrargyrisme.

Telles sont pour nous les véritables indications de la méthode hypodermique dans la syphilis. Nous avons cherché une contre-indication à ce mode de traitement ; nous n'avons trouvé que le mauvais état de la peau. Mais ce n'est pas encore une contre-indication, car que la peau soit criblée d'éruptions syphilitiques de toute nature, qu'elle soit recouverte de croûtes, d'écailles au point d'annihiler la perspiration cutanée, il n'y a rien qui puisse empêcher de faire des injections.

CONCLUSIONS

Les injections hypodermiques de peptonate et d'albuminate de mercure sont le meilleur mode de traitement.

Les avantages les plus remarquables du mercure, administré par la voie sous-cutanée, sont :

1° Absence de salivation, de gingivite, de glossite, etc. ;

2° Intégrité absolue des fonctions gastro-intestinales ;

3° Le dosage exact et précis de la quantité de sublimé introduite dans l'organisme ;

4° La rapidité d'action, si précieuse dans les cas graves ;

5° Sécurité contre la négligence du malade à exécuter les prescriptions.

Ce mode de traitement est surtout indiqué :

1° Dans les cas graves de syphilis ;

2° Dans les cas rebelles aux autres méthodes ;

3° Dans le cas d'intolérance du mercure par l'estomac.

FIN.

Index bibliographique.

Jullien. — Traité pratique des maladies vénériennes, Paris, 1879, pages 456, 1044.

Rollet. — Traité des maladies vénériennes, Paris, MDCCCLXV.

Gubler. — Commentaires de thérapeutique.

Gayraud. — Gazette hebdomadaire des sciences médicales de Montpellier, 1er janvier 1881, pages 1, 552.

Mérat et De Leus. — Dictionnaire universel de matière médicale et de thérapeutique générale ; tome VII, page 481

Hallopeau. — Du mercure (Thèse d'agrégation), Paris, 1878, pages 218, 219, 226.

Larrieu. — Du traitement de la syphilis par les injections hypodermiques de sublimé (Thèse de Montpellier), 1873.

Liégeois. — Annales de dermatologie et de syphiligraphie, 1869-70, tome II, page 1.

Magnanon. — Des injections hypodermiques de sublimé dans la syphilis (Thèse de Lyon), 1880, pages 10, 19.

Cullingworth. — Revue de Hayem, 1875, page 205.

Bouchardat. — Annuaire de thérapeutique, de matière médicale, de pharmacie et d'hygiène, 1881, pages 205, 251.

Terrillon. — Bulletin général de thérapeutique, 1880, pages 148, 213, 259.

Gourgues. — Bulletin général de thérapeutique, 30 janvier 1882.

Martineau. — Journal de médecine et de chirurgie pratiques, 1881, page 552.

Aubert. — Lettre inédite au docteur Hortolès de Montpellier, 2 février 1882.

Auspitz. — Bulletin général de Thérapeutique, 1880, p. 46.

Id. Memorabilien, 9 juillet 1849.

www.ingramcontent.com/pod-product-compliance
Lightning Source LLC
Chambersburg PA
CBHW070822210326
41520CB00011B/2067
9782011323330